AF299607

DES
ESCHARES

DANS LA

PARALYSIE GÉNÉRALE PROGRESSIVE

PAR

Achille FRÉGEVU,

Docteur en médecine de la Faculté de Paris.

PARIS

A. PARENT, IMPRIMEUR DE LA FACULTÉ DE MÉDECINE

RUE MONSIEUR-LE-PRINCE, 29 ET 31

1876

DES
ESCHARES

DANS LA

PARALYSIE GÉNÉRALE PROGRESSIVE

PAR

Achille FRÉGEVU,

Docteur en médecine de la Faculté de Paris.

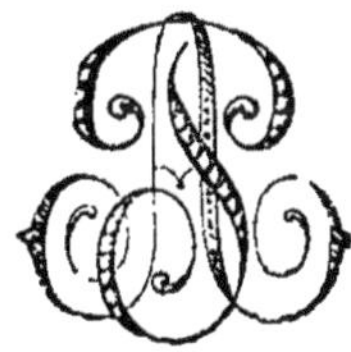

PARIS

A. PARENT, IMPRIMEUR DE LA FACULTE DE MÉDECINE

RUE MONSIEUR-LE-PRINCE, 29 ET 31

—

1876

A MON PÈRE

A MA MÈRE

A M. LE Dr BALL

Professeur agrégé à la Faculté de médecine de Paris,
médecin de l'hôpital de Lourcine.

Veuillez agréer, cher Maître,
Mes sincères remercîments pour les excellents conseils
que vous m'avez donnés.

Frégevu.

DES ESCHARES

DANS LA

PARALYSIE GÉNÉRALE PROGRESSIVE

AVANT-PROPOS.

Au point de vue de l'étiologie, des symptômes et de l'anatomie pathologique, la paralysie générale progressive est, parmi les affections à manifestations mentales, la maladie la plus complètement décrite, la mieux connue aujourd'hui. Toutefois, les résultats curatifs obtenus jusqu'à ce moment sont bien peu satisfaisants. Comme ils sont rares, les paralytiques qui guérissent, ou du moins, obtiennent une amélioration durable ! Quel progrès dans le traitement de cette cruelle affection, si on obtenait communément le bénéfice d'une médication qui, sans remédier d'une manière absolue à la déchéance physique et intellectuelle des malheureux paralytiques, prolongerait néanmoins leur existence rendue supportable pour eux et pour ceux qui les entourent.

Nous ne nous dissimulons pas combien il peut

paraître téméraire de notre part d'entreprendre, nous basant sur de bien faibles connaissances, un travail qui a pour but d'ajouter quelque chose à l'histoire de la folie paralytique.

Poussé par le désir de voir s'étendre le domaine du traitement de la paralysie générale, nous nous efforcerons seulement d'appeler l'attention sur certaines particularités que l'on peut observer dans le cours de cette maladie.

Dans les traités spéciaux, il est question de la rémittence signalée parfois dans la paralysie générale ; toutefois, nous ne croyons pas qu'on ait, jusqu'à ce jour, rapproché certains cas de rémission d'accidents survenus dans le même temps, tels que, les eschares au sacrum ou aux talons, dont la formation, bien que très-souvent funeste au malade, amène, cependant, quelquefois une sorte de révulsion sur les phénomènes irritatifs ou phlegmasiques des centres nerveux. Cette coïncidence est telle, parfois, qu'on est rationnellement porté à établir le parallèle dont nous venons de parler, et à induire un traitement général de la maladie.

HISTORIQUE.

C'est en 1798 que fut entrevue pour la première fois la paralysie générale progressive ; Haslam signale la folie comme cause de la paralysie et formule sur cette complication un pronostic très-grave.

En 1805, Esquirol, dans son célèbre traité sur les maladies mentales, fait, à peu près, la même remarque; il est d'avis que, dans certains cas, la paralysie complique souvent la folie. La description plus complète qu'il donne dans l'édition de 1838 est postérieure aux travaux de Delaye, de Bayle et de Calmeil.

Bayle, en 1822, donne le nom d'arachnitis chronique, ou méningite chronique avec aliénation, à cette forme de folie où les troubles intellectuels marchent de pair avec la paralysie.

Delaye, en 1824, décrit une espèce de paralysie affectant particulièrement les aliénés et en fait une maladie à part.

En 1826 seulement, paraît la description complète de la maladie : M. Calmeil fixe le premier les symptômes et les lésions qui s'y rattachent, et lui donne le nom de périencéphalite chronique diffuse.

Depuis, les travaux de Parchappe qui a décrit la maladie sous le nom de folie paralytique, de Baillarger, de MM. Lunier, Falret, Moreau, Brierre de Boismont, et, en 1859, ceux de M. Calmeil ont élucidé tout ce qui concerne la paralysie générale. De telle sorte qu'aujourd'hui cette affection, objet de si nombreuses et si savantes recherches, est de celles dont la symptomatologie ne laisse aucun doute au diagnostic.

Nous ajouterons à cette liste d'auteurs les noms de MM. Lasègue (thèse d'agrégation, 1853), Westphal, Marcé, Foville, Poincarré et Bonnet, Magnan, (thèse inaugurale, 1866), dont les travaux ont beaucoup enrichi l'histoire de la paralysie générale. Au point de vue de l'anatomie pathologique, nous citerons les travaux de Meynert et de Lubimoff, qui représentent le plus exactement l'état actuel de la science sur ce point.

Tout récemment encore, M. Béhier, dont la science deplore la perte, faisait, à l'Hôtel-Dieu de Paris, plusieurs leçons très-intéressantes sur la paralysie générale des aliénés (*Gazette des Hôpitaux*, 1875).

DIVISION.

Nous n'avons pas pour but de tracer une description méthodique et complète de la paralysie générale des aliénés. Une telle entreprise serait trop au-dessus de nos forces et n'ajouterait, d'ailleurs, rien à nos connaissances sur ce point. Notre but est tout différent. Passer en revue quelques faits saillants qui démontrent l'influence du système nerveux sur la nutrition; indiquer succintement les principaux troubles physiques qui se rattachent à la paralysie générale, et, en dernier lieu, exposer les faits qui constituent l'objet de cette thèse, et en tirer les conclusions, telle est la marche que nous avons cru devoir suivre dans ce travail.

I

INFLUENCE DU SYSTÈME NERVEUX SUR LA NUTRITION (1).

La production des troubles trophiques qui surviennent dans les os, les viscères, les muscles, le tissu cellulaire et la peau, est due généralement à

(1) Thèse de Mougeot.
Thèse inaugurale de Zambacco. De la gangrène par défaut d'influence nerveuse.

une altération phlegmasique ou atrophique des éléments qui entrent dans la texture du système nerveux

On peut montrer expérimentalement l'influence de la moelle épinière sur la nutrition des divers tissus par le resserrement ou la dilatation des capillaires. Par suite des modifications fonctionnelles de ce centre nerveux, la circulation sera accélérée ou ralentie, arrêtée ou interceptée dans certains points. Ces variations circulatoires suspendant, diminuant ou augmentant l'apport des matériaux nutritifs aux éléments anatomiques des tissus, agissent de même sur la résorption des produits de désassimilation et activent ou affaiblissent les phénomènes d'échanges.

La section transversale de la moelle et surtout celle des nerfs qui se rendent aux extrémités postérieures produisent l'œdème de ces membres et des ulcérations qui détruisent rapidement les tissus et amènent l'élimination d'une partie de ces organes. La section du sciatique amène plus vite ce résultat que la section de la moelle, parce que, dans ce dernier cas, les extrémités centrales des nerfs restent en rapport avec la substance grise de la moelle ; de plus, en sectionnant les nerfs sciatiques, on prive les extrémités postérieures des fibres vaso-motrices qui prennent leur origine dans la moelle épinière et dans les plexus intra-pelviens. Cette expérience démontre nettement l'action trophique de la moelle.

Relativement à la nutrition des nerfs eux-mêmes, les sections qui portent sur les racines postérieures ou sensitives des nerfs rachidiens, ou sur les racines antérieures ou motrices, auront des résultats différents, parce que, dans la section des racines postérieures, celles-ci auront conservé leur centre trophique, le ganglion qui est à leur racine.

Nous n'entrerons pas dans le détail de toutes les altérations qui accompagnent les lésions de la moelle ou des nerfs, il nous suffira d'en faire mention.

L'influence trophique de la moelle s'exerce sur tous les organes intéressés, et, à la suite de ces expériences, on constate des modifications dans la texture des fibres musculaires, des tubes nerveux, etc., etc.

Toutefois, il est bon d'insister sur ce point : les modifications atrophiques seront bien plus considérables lorsqu'on aura intercepté toute communication avec la moelle que dans les sections qui, portant seulement sur elle, auront ainsi permis à ce centre d'exercer encore son action.

Les expériences de M. Brown-Sequard corroborent puissamment ces assertions, en montrant l'influence trophique de la moelle. Chez les animaux, auxquels on a fait la section de la moelle, les brûlures et les plaies des parties paralysées se cicatrisent aussi rapidement que chez les animaux sains.

Les altérations qui surviennent à la suite d'un travail morbide chez l'homme sont en tout point les mêmes que si les nerfs qui viennent des parties intéressées étaient coupées transversalement. Nous citerons la paralysie atrophique de l'enfance, dans laquelle les cellules antérieures de la substance grise de la moelle correspondant aux muscles atrophiés, ont disparu entièrement.

Dans l'atrophie musculaire progressive, les alté-

rations de la fibre suivront une marche irrégulière
en raison de la destruction successive des cellules
nerveuses qui disparaissent une à une ; c'est ainsi
que, pendant longtemps, certains faisceaux conservent leurs propriétés normales, parce que leurs
relations avec les cellules persistent. Dans ces deux
maladies, la paralysie atrophique de l'enfance et
l'atrophie musculaire progressive, dont la marche
est si différente, les altérations phlegmasiques ou
atrophiques siégent dans les cornes antérieures
de la substance grise.

L'amaigrissement, la diminution de volume des
parties molles, l'état languissant de la nutrition des
membres paralysés favoriseront dans ces affections
la production des altérations et des eschares. Car,
bien que les vaisseaux soient dilatés, les échanges
osmotiques entre le sang et les tissus ont perdu
leur activité normale. C'est pourquoi, lorsque la
moelle est atteinte de certaines lésions, on voit des
eschares se former avec une rapidité plus ou moins
grande, au niveau du sacrum, des grands trochanters, des talons, des omoplates, et souvent même
sur les parties antérieures des membres inférieurs.
Une condition qui favorisera l'évolution rapide des
eschares, c'est l'interruption complète de continuité
de la moelle. Lorsque, en effet, il y aura insensi-
bilité absolue des parties intéressées, l'encéphale,
ne recevant plus les impressions qui l'avertissent
par une sensation de douleur, que telle ou telle
partie éprouve une gêne de circulation, ne provo-
quera plus les mouvements destinés à rétablir le
cours du sang. Aussi, dans les cas où la perte des

mouvements coïncidera avec la conservation de la
sensibilité, ces accidents seront généralement pré-
venus. Il est bien entendu que les mouvements dont
nous parlons seront imprimés par les muscles non
intéressés, comme dans la paraplégie par exemple,
où la partie supérieure du tronc supplée à la partie
inférieure.

Il existe des degrés dans le danger de la production du sphacèle; ce danger sera bien plus grand
dans le cas où la paralysie coïncidera avec la destruction des cellules trophiques.

L'influence trophique de la moelle explique la
rapide formation des eschares qui surviennent après
les traumatismes atteignant la moelle épinière.
(Thèse de Couyba, 1871).

Il se produit dans les altérations de la moelle une
dilatation considérable des vaisseaux pourvus de
fibres musculaires. L'augmentation de l'aire des
capillaires et l'affaiblissement des contractions du
cœur, amèneront un ralentissement circulatoire tel
que des coagulations auront le temps de se produire, d'où l'imminence des eschares.

Des éruptions cutanées à formes érythémateuse,
eczémateuse, herpétique, ecthymateuse, lichénoïde,
peuvent se produire par suite des lésions médullaires. A ce propos, nous devons ajouter que,
dans le cas où il existe en même temps une paralysie du rectum et de la vessie, le contact prolongé
de l'urine et des matières fécales n'est pas sans
exercer une notable influence sur ces éruptions.

Il est incontestable que toutes les maladies de la
moelle épinière n'entraînent pas nécessairement

l'atrophie. C'est ainsi, que nous voyons la congestion de la moelle, la sclérose des cordons soit antérieurs, soit postérieurs ou latéraux, déterminer des
manifestations symptomatiques diverses; telles que:
paraplégie, ataxie, sans amener des troubles trophiques. Lorsque ces derniers phénomènes viennent
compliquer la situation, on est fondé d'attribuer
l'atrophie à la propagation de l'altération des cordons à la substance grise de l'axe médullaire,

Quant aux contractures et à la dégénération consécutive que l'on voit survenir à la suite des lésions
cérébrales, l'anatomie pathologique est venue en
éclairer l'origine en montrant des altérations médullaires spéciales.

Les myélites donneront lieu à des troubles nutritifs dont l'apparition dénotera toujours uue propagation aux cellules grises antérieures. En effet,
parmi les inflammations de la moelle, les unes
modifient rapidement la contractilité et la nutrition
des muscles, les autres laissent les propriétés et
l'état trophique des muscles se conserver pendant
une période quelquefois très-considérable. Dans
des cas où la phlegmasie médullaire sera quelque
peu généralisée, les propriétés des muscles dimi-
nueront rapidement, et bientôt, on pourra constater
l'atrophie concomitante des masses musculaires.

La myélite partielle, aiguë ou chronique, ne
compromettra pas toujours la nutrition des muscles,
les tumeurs spéciales, ou la carie vertébrale, qui
se compliquent souvent de myélite nous en offrent
des exemples. Les altérations trophiques pourraient
survenir, d'après M. Charcot, dans le cas assez rare

oùla lésion des cordons blancs siégerait dans la partie traversée par les faisceaux d'où émanent les racines antérieures.

En définitive, toutes les fois que, dans les myélites partielles ou généralisées, on notera l'atrophie musculaire, elle devra être attribuée à l'altération des cellules auxquelles les muscles dégénérés correspondent.

D'après MM. Brown-Sequard, Charcot et Vulpian, ce ne serait pas une atrophie simple des cellules trophiques, qui aurait pour résultat de supprimer une influence nerveuse spéciale sur les muscles, et, par conséquent, de causer leur atrophie; ces observateurs attribuent les lésions rapides des muscles à une nouvelle influence des cellules motrices dont l'état d'irritation se transmet aux fibres musculaires par la voie des nerfs. Cette opinion serait fondée sur la remarque suivante : dans le cas d'atrophie simple, les troubles de nutrition n'apparaîtraient qu'à la longue, de la même manière que chez les animaux auxquels on a fait la section des nerfs qui se distribuent dans un membre; on sait, en effet, que ces mutilations n'entraînent pas d'autres troubles de nutrition que ceux produits par l'inaction prolongée, car la dilatation qui survient par suite de la paralysie des nerfs vaso-moteurs, n'est pas suffisante pour causer une altération de nutrition des tissus. Dans le cas d'atrophie simple, les troubles de nutrition suivraient une marche rapide; à ce sujet, M. Charcot (1) dans ses leçons, à

(1) *Mouvement médical*, 1871.

la Salpétrière, sur les troubles trophiques consécu-
tifs aux lésions du système nerveux, enseignait que
les modifications déterminant soit dans les nerfs,
soit dans les centres nerveux, une exaltatation de
leurs propriétés, donnent lieu à des troubles trophiques rapides; il citait les troubles de la nutrition
pe l'œil à la suite des affections de la cinquième
paire, il ajoutait que Bénédikt, ayant excité le
grand sympathique au cou avec un courant galva-
nique, vit apparaître les symptômes d'une arthrite
subaiguë dans les membres correspondants. Ces
lésions seraient liées aux altérations qui, des cordons antérieurs, se propagent aux cellules antérieures.

Pour les affections cutanées, déterminées par les
altérations des nerfs périphériques (éruptions pa-
puleuses, zona, eschares, etc.), elles seraient aussi
liées à l'altération des faisceaux postérieurs de la
moelle. M. Charcot ne saurait affirmer si ces lésions
de la peau sont l'expression d'une altération quel-
conque des cornes postérieures.

A ce propos, nous devons citer les recherches de
M. Parrot sur le zona (1), Dès 1855, M. Parrot,
s'appuyant sur l'enchaînement des symptômes du
zona, tels que : la douleur qui précède l'éruption,
le siége de l'éruption qui se trouve toujours sur le
trajet du nerf douloureux, concluait ainsi :

1° Dans le zona, le symptôme prédominant est la
douleur;

____

(1) *Union médicale*, 1856.

2° Cette douleur appartient à la classe des névralgies.

De même que pour des dégénérescences musculaires, nous invoquerons l'irritation de la moelle épinière pour expliquer la production des troubles trophiques qui aboutissent à l'eschare. Les expériences faites sur des animaux confirment cette manière de voir, en montrant que ce n'est pas à la suite de la section simple de la moelle, ni de sa destruction, mais seulement, lorsqu'il survient une irritation consécutive, que l'eschare se manifeste. La substance grise centrale sera le siége de cette action irritative que partagent les faisceaux blancs postérieurs.

La clinique démontre l'influence trophique des cordons postérieurs de la moelle sur les lésions cutanées. En effet, dans les paralysies spinale et infantile, où la lésion médullaire est limitée aux cornes antérieures, l'eschare fait généralement défaut. Par contre, on la verra souvent apparaître dans l'ataxie locomotrice progressive et dans la paralysie générale, maladies qui ont des points si nombreux de connexité, et dans lesquelles on observe la sclérose des cordons postérieurs.

En conséquence de ce que nous venons d'avancer sur les suites de la suppression d'action de la moelle, ou de l'irritation de ce centre, nous devrons distinguer les eschares du décubitus aigu, des eschares du décubitus chronique. M. Charcot, qui a appelé l'attention sur les eschares dans les affections cérébrales et spinales, distingue le décubitus chronique qui se produit sur les parties comprimées longtemps après l'invasion de la maladie, et le décubitus aigu qui se manifeste quelques jours, et parfois même, quelques heures après le début de l'affection.

Le décubitus aigu se manifeste d'abord sous forme d'une ou de plusieurs plaques érythémateuses, la peau présente une teinte rosée ou rouge sombre. Dès le lendemain ou le surlendemain, on voit se développer, vers le centre de la plaque, des vésicules ou des bulles renfermant un liquide incolore ou opaque brunâtre. Parfois, les bulles se dessèchent, ou bien, l'épiderme détaché laisse une surface d'un rouge vif, parsemée de plaques violacées ; le derme, le tissu sous-cutané, les muscles même sont infiltrés de sang. Les plaques gagnent en étendue, se confondent et aboutissent à l'eschare.

La région sacrée, la ligne médiane, sont le siége de l'eschare de cause spinale. Outre l'eschare sacrée, des ulcérations peuvent se développer aux régions trochantériennes, et aux divers points des membres paralysés qui sont exposés à une pression aux malléoles, aux talons, à la surface interne des genoux.

Lorsque nous traiterons de l'eschare consécutive à la myélite de la paralysie génerale, nous aurons l'occasion de revenir à la question du décubitus aigu et du décubitus chronique.

Parmi les troubles trophiques qui se rattachent aux altérations postérieures de la moelle, nous citerons une affection singulière, la sclérodermie ou glossy-skin (peau lisse) des américains, caractérisée par un amincissement et un retrait considérable de la peau qui est tendue, lisse, et présente de la rougeur érythémateuse sur les points ou existe la moindre pression, au coude, à l'épaule, au niveau des articulations métacarpo-phalangiennes, etc. ; et une dénutrition très-marquée des extrêmités, qui sont pâles, flétries, se nécrosent et se détachent lentement.

Nous devons rattacher à ces troubles trophiques, iés aux altérations du système nerveux, le mal perforant cette affection dont le pronostic est si grave.

Les eschares sacrées ou autres qui surviennent dans le cours de la fièvre typhoïde, rentrent dans la classe des troubles de nutrition par influence médullaire. Rien n'est plus commun, en effet, que des complications spinales dans le cours de cette maladie. Du reste, les eschares ne sont pas les seuls accidents trophiques qui se rattachent aux altérations de l'axe rachidien : en effet, la paraplégie et l'atrophie des extrémités inférieures qui lui succède, la paralysie de la vessie et du rectum, prouvent suffisamment l'existence de la lésion médullaire dans la fièvre typhoïde.

C'est encore à l'action de la moelle sur l'innervation vaso-motrice qu'il faut attribuer la pâleur et la rougeur subites du visage sous l'influence d'une émotion. Dans ce cas, l'action vaso-motrice est troublée par une incitation émanée de l'encéphale. Néanmoins, il arrive quelquefois qu'une partie du corps pâlit subitement, perd sa chaleur, sa sensibilité et s'anémie au point de ne plus saigner quand on la pique. Un membre tout entier, la main, un doigt peuvent être frappés de la sorte ; c'est ce

que l'on désigne vulgairement en disant : j'ai le
bras, la main, le doigt morts. Les individus dé-
biles, les vieillards, les femmes surtout, sont
exposés à cet accident ; les hystériques en sont fréquemment atteintes. Ce spasme capillaire est ordi-
nairement passager et n'entraîne point de consé-
quences ; parfois il persiste et se termine par la
gangrène, affection décrite par M. Raynaud sous
le nom d'asphyxie locale, gangrène symétrique des
extrémités.

Une des manifestations atrophiques les plus re-
marquables, l'arthropathie a été étudiée, surtout
par M. Charcot. L'arthropathie coïncide souvent
avec l'atrophie des muscles et l'eschare sacrée ; on
l'a observée dans la paralysie liée au mal de Pott,
elle peut survenir dans la myélite traumatique,
spontanée, aiguë ou subaiguë ; Elle apparaît surtout dans l'ataxie locomotrice. Cette altération est
caractérisée par une inflammation aiguë ou subaiguë des jointures des membres paralysés, avec
usure rapide et très-considérable des extrémités
articulaires. En 1871, M. Ball, a fait, à l'Hôtel-Dieu
de Paris, une leçon très-remarquable publiée dans la
Revue photographique des hôpitaux, sur les arthropathies des ataxiques (1). Le malade qui a donné
lieu à cette étude était atteint d'ataxie locomotrice
dont le début remontait à 12 ans. A l'époque où il
se trouvait à l'Hôtel-Dieu, salle Sainte-Jeanne, il a
présenté un concours de symptômes extrêmement
curieux ; tels que : zona, arthropathie coïncidant

____

(1) *Revue photographique des hôpitaux*, t. III.

Fregevu   3 avec une élévation considérable de la température, phénomène exceptionnel dans cette complication de l'ataxie. Jusqu'au jour où cette observation a paru, sur une trentaine de cas d'ataxie que l'on pouvait réunir, on avait noté que l'arthropathie scapulo-humérale, siégeait constamment à droite, et, on avait conclu que l'épaule droite devait être le siége de l'arthropathie, en raison de l'activité plus grande à laquelle est généralement soumis le membre supérieur droit ; il est vrai que, dans tous les cas, on avait constaté une atrophie plus considérable de la corne antérieure correspondante de l'axe gris. Dans le cas de M. Ball, l'affection occupait l'articulation scapulo-humérale gauche, et, ce qui constitue l'intérêt principal de l'observation, le malade se servait plus habituellement de la main et du bras gauches.

M. Ball a donc confirmé, de la manière la plus concluante, la proposition avancée par M. Charcot et les auteurs qui ont décrit après lui les arthropathies ; l'affection siége de préférence sur les articulations dont le malade fait le plus souvent usage.

Revenant à l'objet de notre thèse, nous dirons : il résulte des faits précédents que, dans toutes les affections de la moelle épinière, accompagnées de troubles trophiques, l'apparition de l'eschare au sacrum est un phénomène dont le mode d'évolution est lié au siége et à la nature de l'altération médullaire. S'il existe un état simplement atrophique ou régressif des éléments médullaires, cellules grises ou tubes nerveux, on constatera les symptômes du décubitus chronique, l'eschare surviendra longtemps après la paralysie, lorsque d'autres phénomènes atrophiques se seront produits, et qu'un état cachectique en sera résulté. L'évolution de l'eschare sera toute différente dans le cas ou elle sera la conséquence d'un état d'irritation primitive ou consécutive de l'axe rachidien.

II.

Dans cette deuxième partie de notre travail, nous passerons rapidement en revue les principaux troubles physiques qui se manifestent dans l'évolution de la paralysie générale, sans perdre un instant de vue l'objet de notre thèse, et en reliant, autant que possible, les divers phénomènes aux troubles de nutrition.

PRINCIPAUX SYMPTOMES PHYSIQUES.

Sensibilité. — Les troublès de la sensibilité sont quelquefois les premiers que l'on observe dans la paralysie générale, à ce point que cette maladie a été considérée par certains auteurs comme un degré plus avancé de l'ataxie locomotrice progressive (1). La sensibilité est exagérée, amoindrie ou diminuée; dans la plupart des cas, elle est amoindrie, et sa perversion donne lieu aux phénomènes variés de l'illusion, d'autant plus facile à se pro-

____

(1) A Foville. *Annales médico-psychologiques,* 1873. — De la paralysie générale par propagation.

duire que le trouble intellectuel est plus grand.
On reconnaîtra, en effet, sans peine, que si le rapport entre l'impression et la sensation est altéré,
la perception doive être moins nette. Dans presque
tous les cas, la succession de l'impression et de la
sensation est modifiée, en ce sens, que si on pique
le malade, par exemple, il s'écoulera un intervalle
notable entre l'impression et la manifestation dou-
loureuse. Ces troubles, sur lesquels nous ne nous
étendrons pas davantage, sont en relation directe
avec la lésion de la substance corticale, siége de la
sensation et des cordons postérieurs de la moelle,
voie de transmission entre les organes et le cerveau.

Motilité. — Cette fonction est profondément
atteinte ; souvent, dès le début de la paralysie générale, on observe une véritable asynergie musculaire voisine dans son aspect de celle qui se produit
dans le tabes dorsalis. Le paralytique marche les
jambes écartées, tantôt frappant le sol avec violence
par suite d'un effort exagéré, tantôt on le voit flé-
chir sur ses jambes et reprendre avec peine son
équilibre ; il marche en vacillant, son pas est sac-
cadé, il se heurte à tous les obstacles ; s'il étend la
main pour prendre un objet, il agit par un mouvement trop brusque ou trop faible, et n'atteint pas
ou dépasse l'objet, ou le renverse en cherchant à le
saisir. Ce ne sont là que des phénomènes d'incoor-
dination ; à mesure que le paralytique avance vers
le terme de la vie, la perte progressive des forces
complique sa situation, et une période de parésie

n'est pas éloignée où l'état de faiblesse du malade exigera son séjour permanent au lit.

Circulation. — Les désordres circulatoires sont des phénomènes dominants et constants dans la paralysie générale; rarement ils se produisent sous l'influence du cœur, les mouvements de cet organe restant à peu près normaux, et ne présentant, dans quelques cas, qu'une augmentation ou une diminution peu importantes dans leur fréquence et leur intensité. Ce n'est qu'à la période ultime qu'on voit le pouls se ralentir notablement, et devenir très-dépressible. Ces phénomènes sont en rapport avec l'état cachectique où est parvenu le malade, et coïncident souvent avec des dégénérations des divers tissus. C'est surtout dans la circulation capillaire qu'on observe des modifications profondes et variées. Par suite de la paralysie vaso-motrice une multitude d'accidents congestifs se produisent dans tous les points de l'organisme. La constatation de ces troubles est surtout facile dans les organes céphaliques; outre les désordres circulatoires intra-crâniens, il se produit dans les téguments de la tête, aux oreilles, au-dessous des muqueuses conjonctivale, gingivale, etc., des suffusions sanguines, de véritables foyers hémorrhagiques. La peau du visage est boursouflée, d'une coloration terreuse, d'un aspect huileux, en un mot, le visage est défiguré. Rien de plus commun que les congestions hypostatiques des poumons et des organes abdominaux.

Calorification. — On conçoit que les perturbations que nous venons de décrire dans la circulation capillaire, entraînent des troubles calorifiques à leur suite. Il serait intéressant d'étudier comparativement la température des différentes parties du corps, mais nous n'avons pas fait de recherches à cet égard. Nombre d'observateurs ont constaté que la température moyenne chez les paralytiques subit des oscillations légères qui ne trouvent, à nos yeux, d'autre explication que celle de la paralysie vaso-motrice. Nous ne rangerons pas dans ces cas les faits observés par le docteur Marchant, de Toulouse; cet observateur a constaté chez certains paralytiques de véritables accès fébriles, qui cèdent à l'emploi des préparations de quinine. Pendant la période extrême de la maladie, la température moyenne subit souvent un abaissement énorme, de même que dans les autres formes de démence.

Sécrétions. — Les sécrétions sont souvent altérées. Tantôt les paralytiques sont constipés, d'autres fois ils sont en proie à une diarrhée incoercible; rarement, les diverses fonctions sécrétoires restent indemnes. Dans certains cas, on observe une véritable polyurie ou une anurie qui peut entraîner des accidents urémiques.

Nutrition. — Les fonctions d'assimilation et de désassimilation persistent longtemps d'une manière relativement très-satisfaisante en dépit des troubles dont nous venons de parler. Toutefois, la paralysie générale peut coïncider, rarement il est vrai, avec l'atrophie musculaire progressive ; un fait de ce genre a été observé par M. Ball, en 1856, et, depuis lors, quelques faits analogues ont été signalés (1). Malgré les progrès incessants du processus pathologique, les malades conservent longtemps un embonpoint remarquable. Au milieu de cette apparence de santé, les lésions des centres nerveux suivent une marche d'autant plus rapide ; l'état congestif de l'encéphale et de la moelle épinière se révèle par des contractions fibrillaires des muscles de la face, des soubresauts des tendons, de l'inégale dilatation des pupilles, des troubles variés que nous avons énumérés.

Les accès éclamptiques se préparent. Généralement les attaques convulsives se succèdent à de courts intervalles, un état asphyxique se déclare, et le malade succombe rapidement. D'autres fois, sous l'influence d'un traitement révulsif ou de toute autre manière, ces accidents s'arrêtent. Le malade reste prostré, incapable de faire un mouvement. A ce moment, les troubles de l'innervation vaso-motrice préparent de nouveaux accidents ; à part les congestions internes qui peuvent avoir lieu, il survient dans les parties déclives des stases sanguines ; la région sacrée, les grands trochanters, les talons sont le siége de ces arrêts du sang. Plusieurs causes, comme on le voit, concourent à la formation de l'eschare gangréneuse ; la compression, l'absence de circulation et l'irritation produite par le contact de l'urine et des matières fécales.

(1) Thèse d'agrégation, d'Ollivier, 1869.

Une large plaque gangréneuse s'est produite, l'eschare est formée, elle acquiert rapidement des dimensions considérables. Le plus souvent, la plaie est noire, sordide, une sanie fétide s'écoule, mêlée de débris des tissus sphacélés ; le malade finit par succomber dans le marasme. D'autres fois, mais rarement, une suppuration de bonne nature s'établit et la plaie se cicatrise à la longue. C'est ainsi que les faits se sont succédé dans l'observation I.

Obs. I. — Paralysie générale parvenue à une période assez avancée. — Accidents convulsifs. — Eschares au sacrum et aux talons. — Cicatrisation. — Rémission qui dure depuis deux ans et demi.

N... est âgé de 37 ans, il entre à l'Asile de Montauban le 2 septembre 1873. Rien du côté des antécédents héréditaires.

Le malade est dans une position de fortune aisée ; il est marié et père de deux enfants ; il a toujours joui d'une excellente santé. Adonné au commerce depuis sa jeunesse, N... voyageait constamment pour ses affaires, et, vivant en dehors de sa famille, il avait pris de bonne heure les habitudes des gens qui fréquentent les auberges, lieux où ils traitent même leurs affaires. N... restait longtemps à table, buvait tous les jours avec excès et se trouvait de la sorte dans un état permanent de demi ébriété. Il avait d'habitude le teint très-coloré et la voix haute.

En 1871, deux ans avant d'entrer à l'asile, N... était devenu sujet à des maux de tête très-fréquents ; gai auparavant, plein d'entrain, habile dans ses affaires, il est devenu triste, pleure souvent, et a perdu toute son aptitude. A partir de cette époque, il reste dans sa famille, se nourrit bien sans faire d'excès. Mais, de jour en jour, son état s'aggrave, ses maux de tête deviennent intolérables, il a constamment le visage rouge, la tête chaude et présente tous les signes d'un état congestif du cerveau. Il devient de plus en plus mélancolique, irascible, ses idées se brouillent, un léger embarras de la parole se manifeste; il est incohérent, perd le sentiment de sa situation, ne parle que d'achats et de ventes. Il est aussi très-affaibli et marche avec une certaine difficulté. Un jour, il échappe à la surveillance des siens, court à l'aventure dans les champs, se dépouille de ses vêtements. Après ce fait, N... est conduit à l'Asile.

A son entrée, le malade ne se rend aucun compte de ce qui se passe autour de lui, il est assez calme, parle, mais son langage est décousu. Toutefois, l'embarras de la parole est très-prononcé. Son visage est rouge, quelques frémissements fibrillaires s'observent dans les muscles de la face.

15 septembre 1873. Treize jours après son entrée, N... est dans le même état; il est calme, mélancolique, incohérent, pas d'idées de grandeur.

1 novembre. L'état de N... s'est aggravé, il est plus faible.

Le 20. Le malade présente de l'excitation peu marquée; il voit des ennemis autour de lui, il les accuse de lui voler de l'argent, de lui nuire dans ses affaires.

Le 25. L'excitation de N... est plus grande; on le tourmente dans son lit, il veut fuir, ses idées n'ont aucune suite, il exagère sa fortune. Sa parole est moins libre que d'habitude.

Le 26. Convulsions épileptiformes se succédant à des intervalles très-rapprochés. Les signes de congestion cérébrale se prononcent de plus en plus. La face du malade est tuméfiée et cyanosée. Potion, lavements, purgatifs. Les accidents se calment un peu le soir.

Le 27. Les convulsions reparaissent, même médication que la veille, même résultat.

Le 30. Pendant les 6 jours qui viennent de s'écouler, N... est resté constamment couché. Une eschare s'est développée très-rapidement au sacrum, bientôt suivie de la production de deux autres eschares aux talons. Ces solutions de continuité augmentent rapidement d'étendue, entraînant une suppuration considérable. Au bout d'un mois, la cicatrisation commence. Pendant ce temps, N... n'a éprouvé aucun accident nerveux; un état de calme permanent a succédé à l'agitation qu'il présentait précédemment.

Au mois de février, les plaies de N... sont entièrement cicatrisées; on n'observe chez lui aucune trouble nerveux. La parole est entièrement libre. Néanmoins N... conserve un état d'affaiblissement musculaire et intellectuel notables. Ses parents le visitent fréquemment, il cause avec eux, parle de ses affaires, mais avec indifférence et comme machinalement. Il est docile, paisible et ne manifeste aucun désir.

Cet état persiste encore, mai 1876.

Réflexions.—Cette observation mérite d'être discutée à plusieurs points de vue. En effet, à la suite de troubles très-marqués de l'innervation, nous voyons apparaître une série d'attaques éclamptiques, et, à leur suite, les symptômes du décubitus aigu. En outre, un phénomène fort rare dans la paralysie générale est survenu : cicatrisation des surfaces ulcérées et rémission considérable.

Ne serions-nous pas fondé de conclure qu'il s'est produit chez ce malade un état irritatif ou phleg-masique qui s'est surajouté à une myélite intersti-tielle chronique ? La rapide formation des eschares se rapporte entièrement aux phénomènes de décu-bitus aigu, qui surviennent à la suite de l'inflamma-tion de la substance nerveuse. Les troubles trophiques ne suivent pas habituellement cette marche chez les paralytiques, qu'affectent le plus souvent les eschares à longue échéance, appelées pour cela décubitus chronique.

La cicatrisation des eschares, puis la rémission, n'impliquent-elles pas une modification favorable dans la texture des centres nerveux ? Nous pensons, qu'en raison de la révulsion énergique opérée par une suppuration aussi abondante, la résorption de l'exsudat ou d'une partie de l'exsudat a dû avoir lieu, et que le travail de prolifération nucléaire de la névroglie a été favorablement modifié.

Obs. II. — X... est âgé de 41 ans ; il est parvenu à une période très-avancée de la paralysie généra-le dont les symptômes présentent chez lui un degré d'intensité considérable. Pendant quelques jours, il manifeste un état d'excitation très-mar-

quée, auquel succèdent des convulsions éclamptiques. Après la cessation de ces derniers accidents,
X... est tellement affaibli qu'il est obligé de garder
constamment le lit ; il continue de décliner rapidement, il est très-amaigri et sa sensibilité est notablement altérée.

Après un mois de séjour au lit, une eschare
sacrée se produit ; malgré ce nouvel accident, le
malade paraît s'éveiller, incapable auparavant
d'articuler un seul mot, il répond assez nettement
aux questions qu'on lui adresse. Il se tient même
assez facilement debout quand on le fait quitter son
lit pour laver sa plaie, d'où s'écoule un liquide
ichoreux, mêlé de débris de tissu cellulaire né-
crosé. Il succombe enfin dans le marasme, mais
sans présenter aucun accident particulier. L'au-
topsie n'a pu être faite.

Réflexions. — La marche des phénomènes chez
le malade de cette observation, diffère notablement
de celle suivie chez le précédent. Aussi cette observation ne paraît pas, au premier abord, devoir
faire partie du sujet que nous traitons. Nous nous
préoccuperons peu, ou nous ne rechercherons même
pas si l'état d'excitation qu'a présenté ce malade,
et si les accidents éclamptiques étaient dus ou non
à une irritation des centres nerveux. Mais, nous
remarquerons que si les troubles trophiques n'ont
subi chez lui aucune modification favorable, du
moins, les accidents nerveux qui constituent la
plus grande partie de l'appareil symptomatique de

la paralysie générale, ont paru amendés, bien que
le malade ait rapidement succombé.

A l'appui des faits que j'avance, je citerai une
observation puisée dans les *Annales Médico-psycho-
jogiques.* (Quelques mots sur la démence paralytique
observée à l'île de Cuba, 1866) (1).

OBS. III. — Un Italien, âgée de 50 ans, entra à
l'Asile atteint de démence paralytique : agitation
maniaque avec incohérence passive dans les idées,
embarras de la parole, tremblement des lèvres et
aussi des membres, démarche chancelante, inéga-
lité des pupilles, délire ambitieux et des grandeurs,
amaigrissement excessif. Il avait eu au début une
attaque de congestion cérébrale. Au bout de cinq
semaines de séjour à l'Asile, il commença à se
calmer; il lui vint alors quelques furoncles sur
différents points du corps, au dos, au bras gauche
et dans la jambe du même côté. Ces furoncles
prirent l'aspect de véritables anthrax, et s'agran-
dirent au point d'offrir l'étendue d'une pièce de
cinq francs. Une forte suppuration s'établit par ces
plaies, et l'on vit au fur et à mesure diminuer tous
les symptômes observés dans le principe. Le traitement suivi dans ce cas consista dans l'usage des
purgatifs répétés (pilules d'aloës), des limonades
citriques, alternant avec une tisane de salsepareille.
de bains tièdes généraux pendant les accès d'exal-
tation. Le malade se trouvait, vers le quatrième
mois de son séjour à l'Asile, dans un état d'amélioration évidente ; il avait engraissé, dormait bien,
était plus raisonnable, et demandait à voir son fils,

(1) Munoz.

le seul parent qu'il eût dans l'île. J'ignore quel aura été le sort de ce malade, l'ayant laissé dans cet état à mon départ de la Havane.

Réflexions. — Nous n'affirmerons pas que l'éruption de ce malade fût une manifestation trophique liée à la lésion du système nerveux. Nous avons reproduit cette observation dans le seul but de montrer l'influence favorable des exutoires accidentels sur la marche de la paralysie générale.

CONCLUSIONS.

Les conclusions que nous poserons découlent de l'étude que nous venons de faire.

1° Les eschares du décubitus aigu ou chronique ou autres troubles trophiques de la peau et du tissu cellulaire sous-cutané qui surviennent dans le cours de la paralysie générale, sont probablement, dans certains cas, en rapport avec les lésions irritatives ou atrophiques des centres nerveux.

2° De l'examen de certains faits, il résulterait que les lésions trophiques de la peau, aboutissant à l'eschare, loin de constituer toujours un pronostic funeste, doivent être considérées quelquefois comme un phénomène critique dont on pourrait tirer un parti utile.

3° En considération de ces faits, nous pensons que la méthode des cautères, sétons, exutoires puissants appliqués en grand nombre, seraient appelés à donner de bons résultats dans le traitement de la paralysie générale à toutes ses périodes. On pourrait lui donner la préférence sur les autres moyens thérapeutiques dont l'utilité nous paraît limitée à certains cas particuliers.

Paris .— A. Parent, imprimeur de la Faculté de Médecine, rue M.-le-Prince, 29-31.